如果你有

动物的牙齿

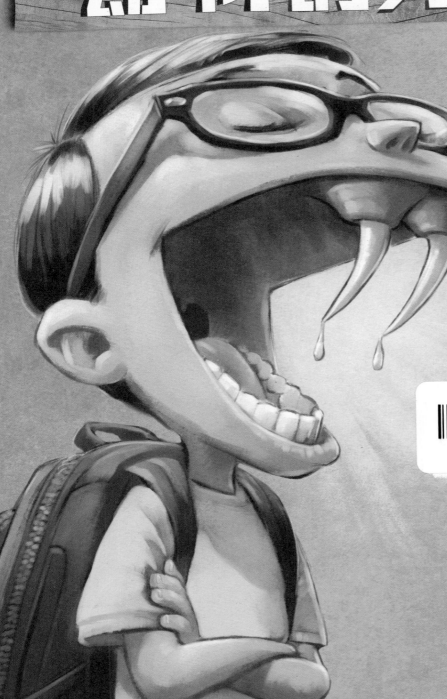

U0258230

[美]桑德拉·马克尔 著

[英]霍华德·麦克威廉 绘

何沁雨 译

中信出版集团

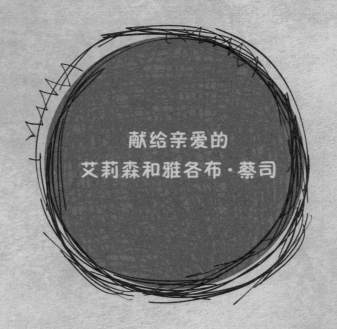

献给亲爱的
艾莉森和雅各布·蔡司

图书在版编目（CIP）数据

如果你有动物的牙齿 /（美）桑德拉·马克尔著；
（英）霍华德·麦克威廉绘；何沁雨译 . -- 北京：中信
出版社，2018.10（2025.5 重印）
（如果你有动物的鼻子）
书名原文：What If You Had Animal Teeth！?
ISBN 978-7-5086-9380-4

Ⅰ . ①如⋯ Ⅱ . ①桑⋯ ②霍⋯ ③何⋯ Ⅲ . ①牙－儿
童读物 Ⅳ . ①R322.4-49

中国版本图书馆CIP数据核字 (2018) 第 201402 号

如果你有动物的牙齿
（如果你有动物的鼻子）

著　者：〔美〕桑德拉·马克尔
绘　者：〔英〕霍华德·麦克威廉
译　者：何沁雨
出版发行：中信出版集团股份有限公司
　　　　（北京市朝阳区东三环北路27号嘉铭中心　邮编　100020）
承　印　者：北京尚唐印刷包装有限公司

开　本：880mm×1230mm　1/16　　印　张：10　　字　数：100千字
版　次：2018 年 10 月第 1 版　　印　次：2025 年 5 月第 27 次印刷
京权图字：01-2015-8280
书　号：ISBN 978-7-5086-9380-4
定　价：75.00 元（全 5 册）

出　品：中信儿童书店
图书策划：中信出版·红披风
策划编辑：刘　童　　责任编辑：刘　童　刘　莲　　营销编辑：李晓彤　谢　沐　张雪文
装帧设计：李海超　李晓红

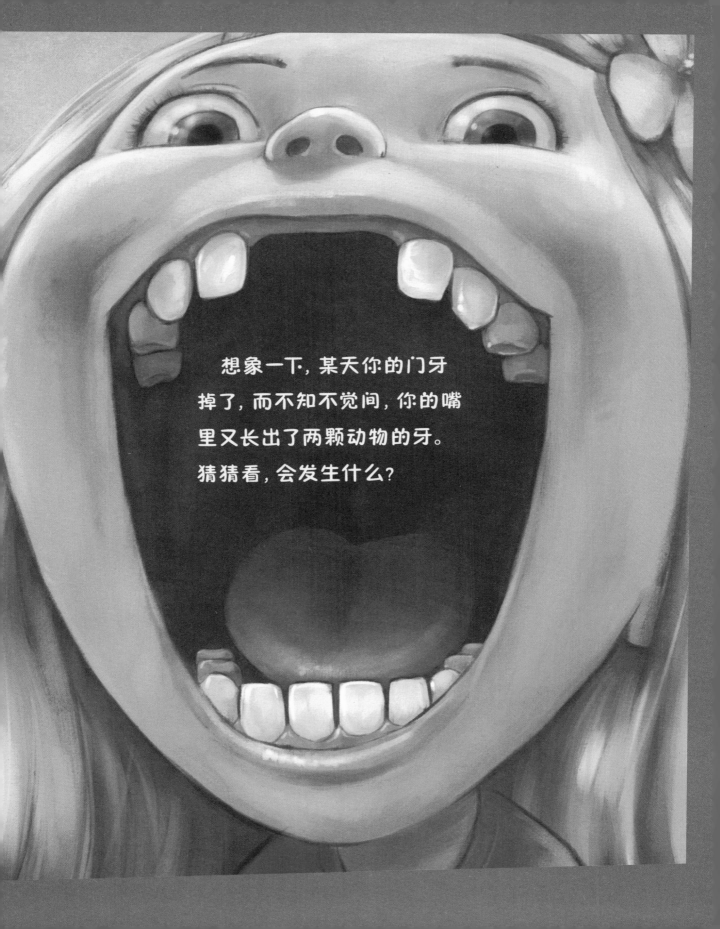

想象一下，某天你的门牙掉了，而不知不觉间，你的嘴里又长出了两颗动物的牙。猜猜看，会发生什么？

河狸

河狸的门牙形状像两把凿子而且非常锋利，不管是啃光树皮，还是咬断大树，都不在话下。

小秘密

河狸的门牙表层含有铁，这样一来，河狸可就有了一口名副其实的"铁齿"了。不过，它们也要为此付出牙齿变黄的代价！

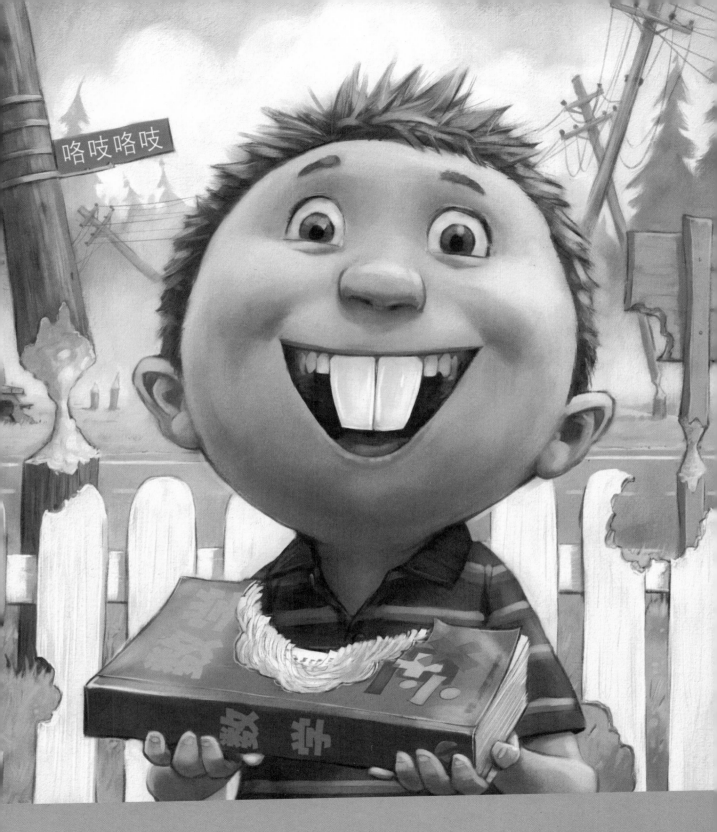

如果你长了一对河狸的门牙，它们就会长个不停。这样，你想咬多硬的东西都可以，咬一辈子也没问题！

大白鲨

大白鲨的门牙和它其余的牙齿是一模一样的，都有5厘米长，边缘像小刀一样锋利。再厚再硬的东西，它们也可以轻松地咬穿，比如咬穿一头象海豹的皮。

小秘密

大白鲨大约每100天就会换一副新牙，这样，它的牙齿就会永远锋利无比。

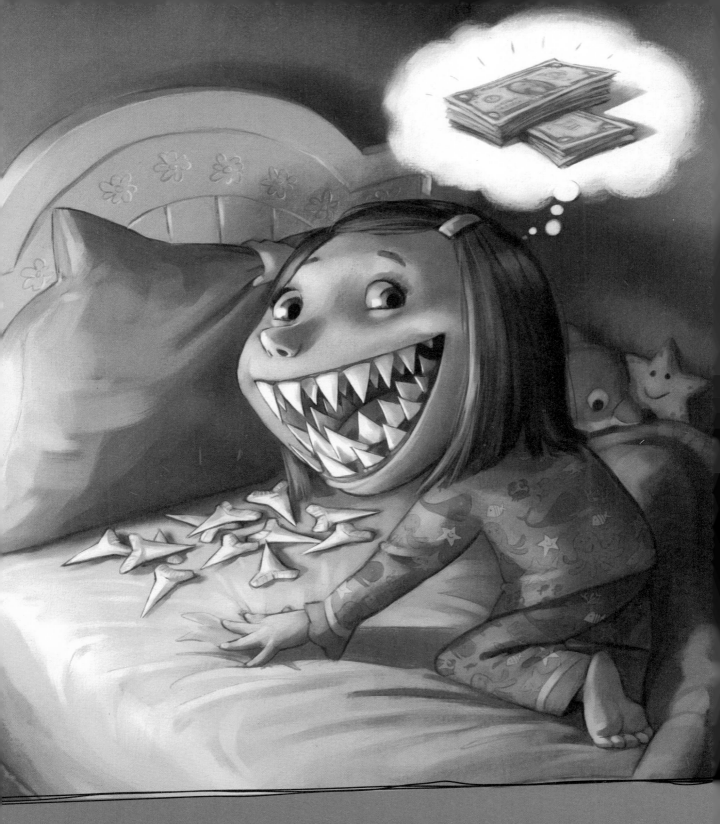

　　如果你长了一口大白鲨的牙，就再也不会为掉牙而烦恼，也不用担心牙齿咬合不紧了。因为你的牙齿后面永远会有一排新牙，随时等待就位！

一角鲸

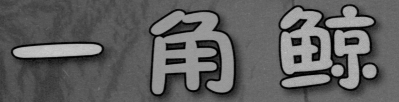

一角鲸的门牙非常独特。右边的门牙很小，左边那颗却很长，而且会越来越长，差不多可以长到3米。一旦达到这样的长度，它就不再叫门牙，而叫作獠牙。

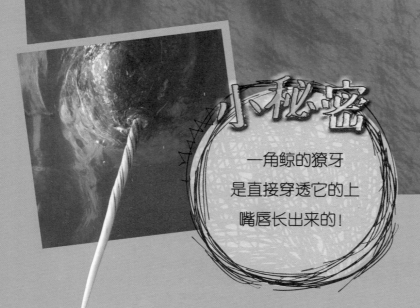

小秘密

一角鲸的獠牙是直接穿透它的上嘴唇长出来的！

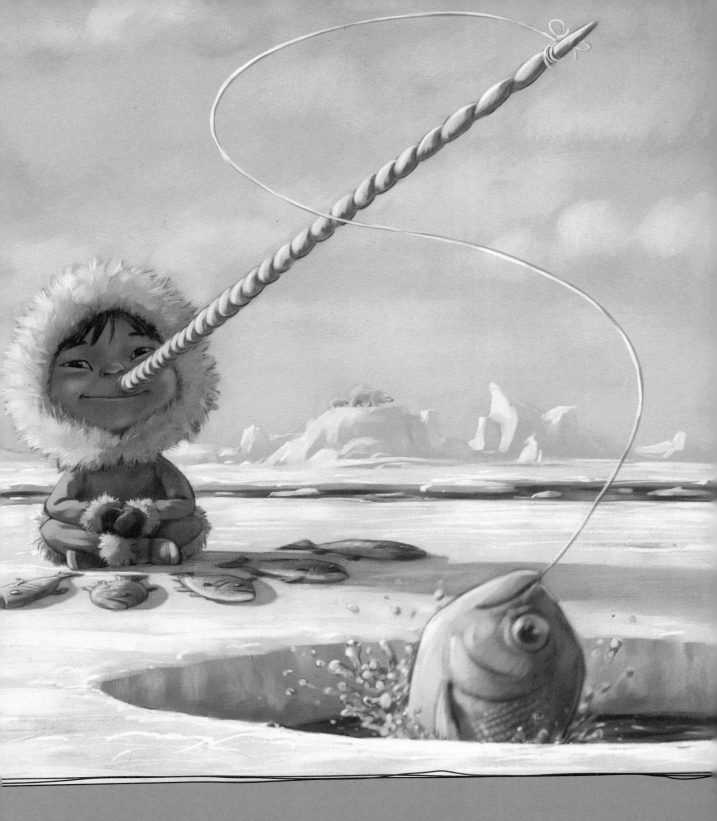

　　如果你长了一角鲸的獠牙，会用它来做什么呢？是用它钓鱼，还是去和敌人打一架？或者是在漆黑的大海里探路？其实，就连科学家也搞不清楚，一角鲸到底用这颗牙齿来做什么。

大象

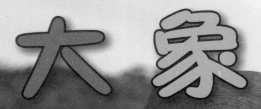

大象的门牙叫作象牙。雄象的象牙每年可以长12~17厘米，最长的有3.35米长。这样的牙不管是用来挖水坑，还是把树连根拔起，都非常好用！

小秘密

大象也分左撇子和右撇子，不过是根据象牙来区分的。也就是说，有的大象喜欢用左边的牙，有的喜欢用右边的。

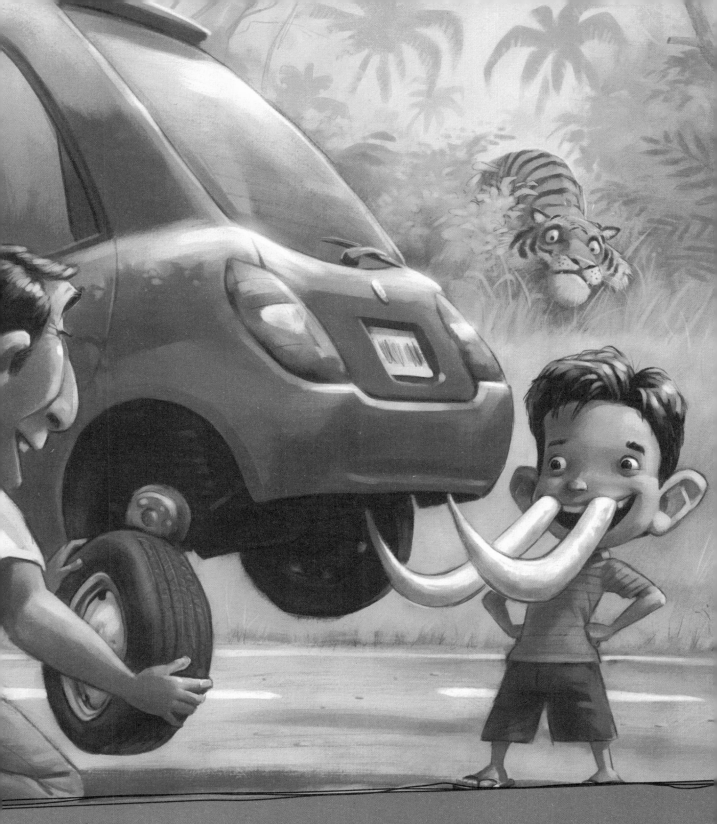

如果你的门牙变成了两根象牙，那么它们一定非常结实。你可以用门牙轻松抬起你的床，甚至一辆家用汽车。而且，再也没人敢欺负你——哪怕是老虎也没这么大的胆子！

响尾蛇

响尾蛇的门牙又叫毒牙。它们的形状像钩子一样，尖端像细细的针。当响尾蛇闭上嘴巴的时候，毒牙会像折叠刀一样合上；而当它张开嘴时，毒牙又能猛地弹出。

小秘密

响尾蛇的牙收进嘴巴里时，会滑进一层肉质膜里。这样一来，它们的尖牙就不会扎到嘴了。

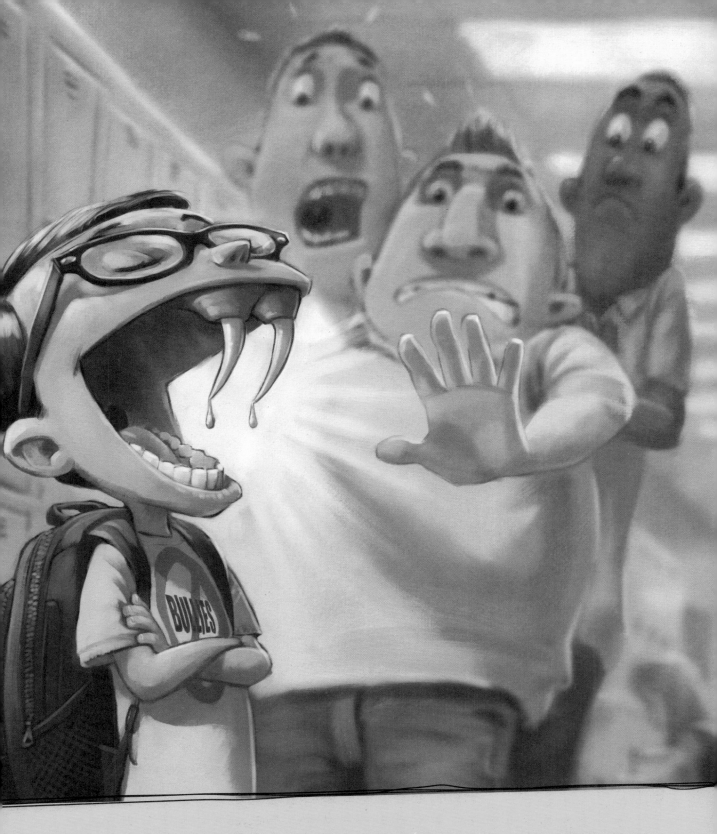

如果你的门牙变成了响尾蛇的毒牙，那么它们就能射出致命的毒液。所以，单凭这两颗毒牙，你就可以打遍天下无敌手，也不愁抓不到食物吃啦。

裸鼢鼠

裸鼢鼠的门牙像铁铲一样，突出在嘴唇外面。这样，当它们给自家的房子挖地道时，就不会啃一嘴泥啦。

小秘密

和河狸一样，裸鼢鼠的门牙也会长个不停。不过，它们经常啃坚硬的植物根茎或球茎来磨牙，这样牙齿就不会长得太长。

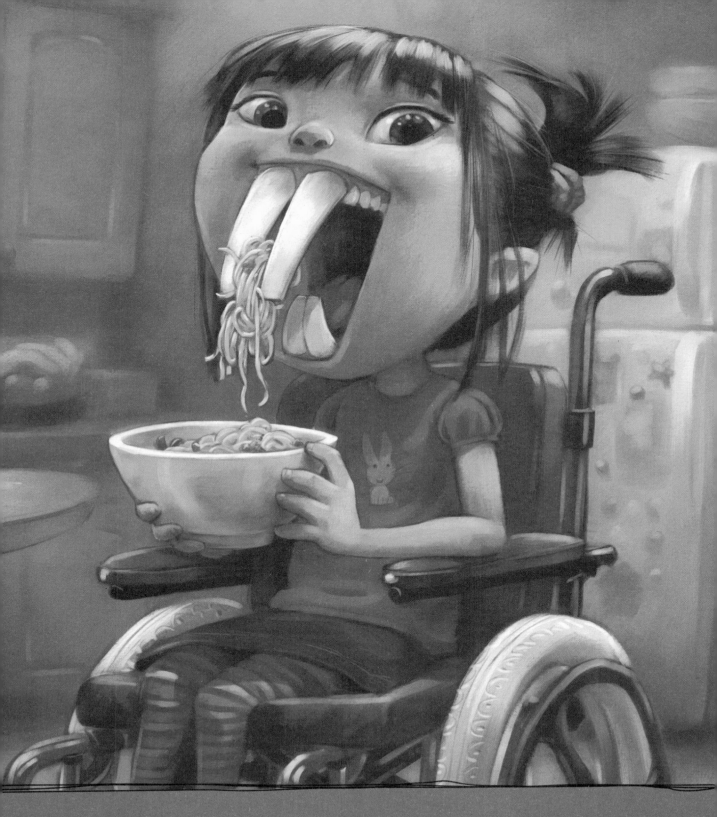

　　如果你长了一对裸鼹鼠的门牙，那么你就可以随意地左右活动这两颗牙齿了。即使不用
筷子，你也能直接夹起食物并吃掉！

吸血蝙蝠

吸血蝙蝠的门牙是三角形的，不论从形状还是锋利程度来说，都不亚于两把剃刀。吸血蝙蝠可以用它们在动物的皮肤上戳出两个洞，然后畅快地吸血。

小秘密

吸血蝙蝠一出生就长有牙齿了。不过在起初的四个月里，它们还不够强壮，没法飞出去捕食。所以它们要继续由蝙蝠妈妈照顾，吃一种特供的食物——从蝙蝠妈妈胃里呕出来的血液。

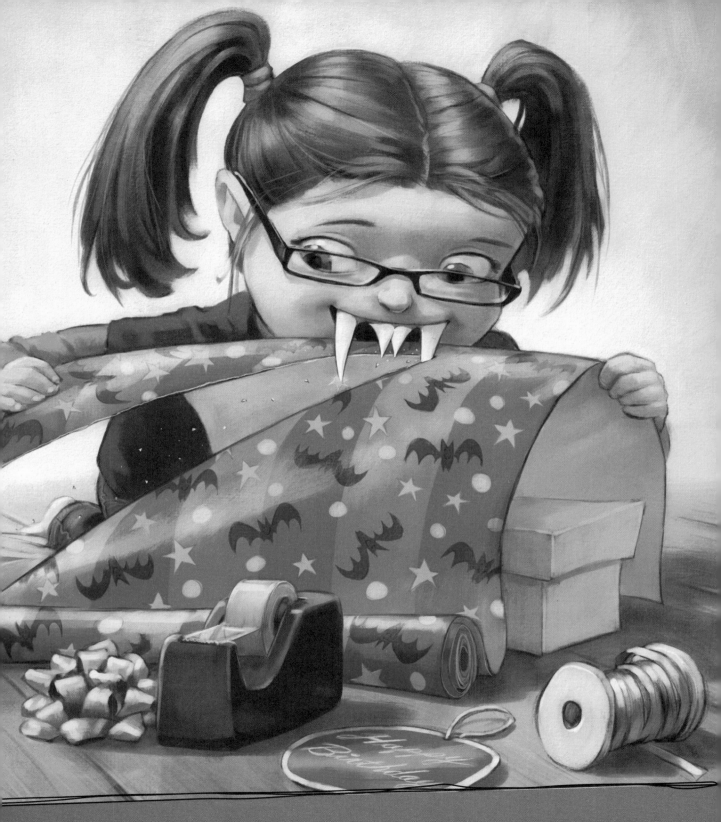

如果你长出了吸血蝙蝠的门牙,一点儿也不用担心它们会不会崩碎。因为吸血蝙蝠的门牙没有坚固的牙釉质表层,所以边缘很容易磨损,也就意味着会一直保持锐利。

河马

河马的门牙又长又结实，边缘非常尖锐。它们可是十分有力的武器。所以，河马只需张大嘴巴，露出一口好牙，就足以吓跑对手了，还可以吸引一位伴侣！

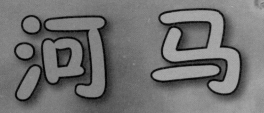

小秘密

河马的牙齿不会因为时间久了而变黄，所以在过去，它们常常被用来制作人类的假牙。这就意味着，过去有很多人是用河马的牙齿吃饭的，包括美国第一位总统乔治·华盛顿。

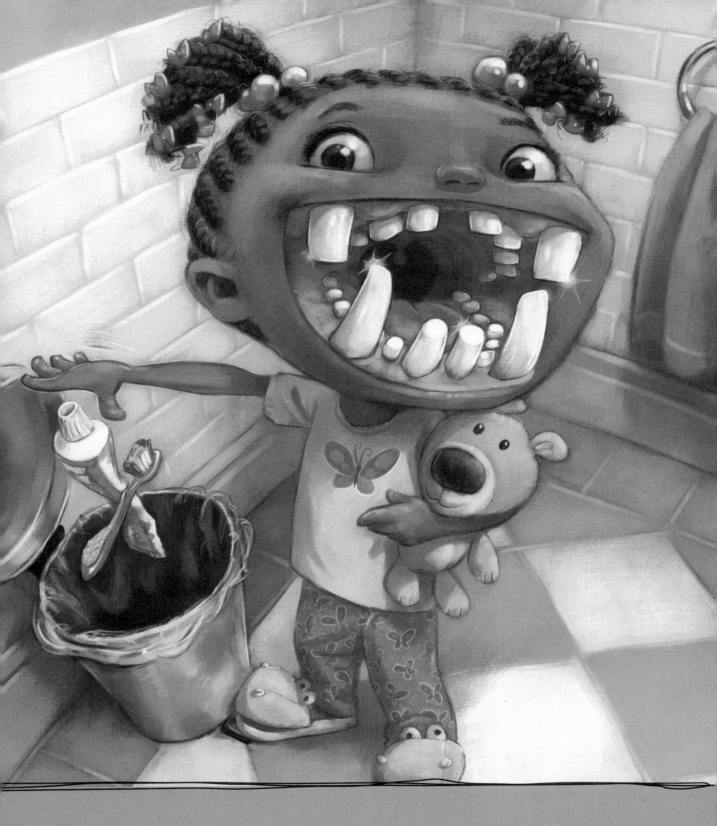

如果你长了一副河马的牙齿，就再也用不着刷牙啦。因为你的上下牙会相互摩擦，让它们永远保持干净美白。

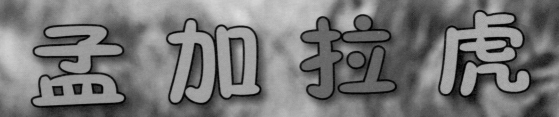

孟加拉虎

孟加拉虎的门牙上下各有六颗，中间的四颗像尖钉一样，两边的两颗是尖锥形的。而在这六颗门牙之外，孟加拉虎还有两颗巨大的、匕首般锋利的犬牙。不论是要撕掉鸟儿身上的羽毛，还是扯下骨头上的肉，它们都能出色地完成。

小秘密

孟加拉虎妈妈会用门牙轻轻叼起自己的宝宝，将它们带到别处。

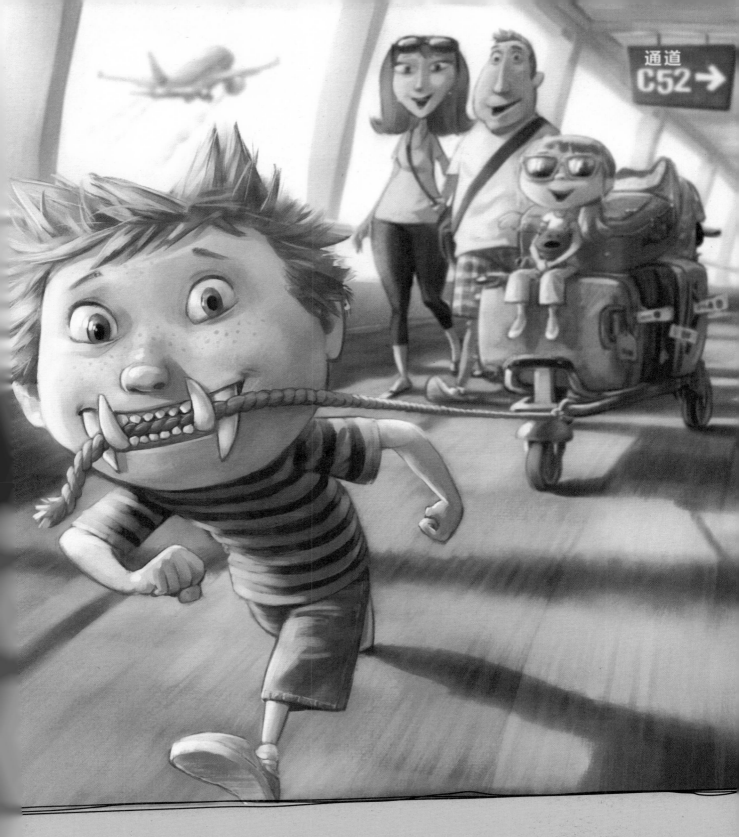

通道
C52 →

　　如果你长了一副孟加拉虎的牙齿，它们就会牢牢地长在你的嘴里。你可以用它们拽动比你重5倍的东西！

鳄鱼

鳄鱼的门牙是圆锥形的，末端尖尖的。鳄鱼的咬合力非常强，不过它的门牙很容易脱落。而且新牙长得非常慢，所以，鳄鱼经常在更换门牙，而且往往大小不一。

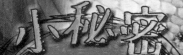

小秘密

鳄鱼没办法自己刷牙。它们常常张大嘴巴，让一种叫作埃及鸻的小鸟飞进它们的嘴巴里，吃掉牙缝里的残渣。

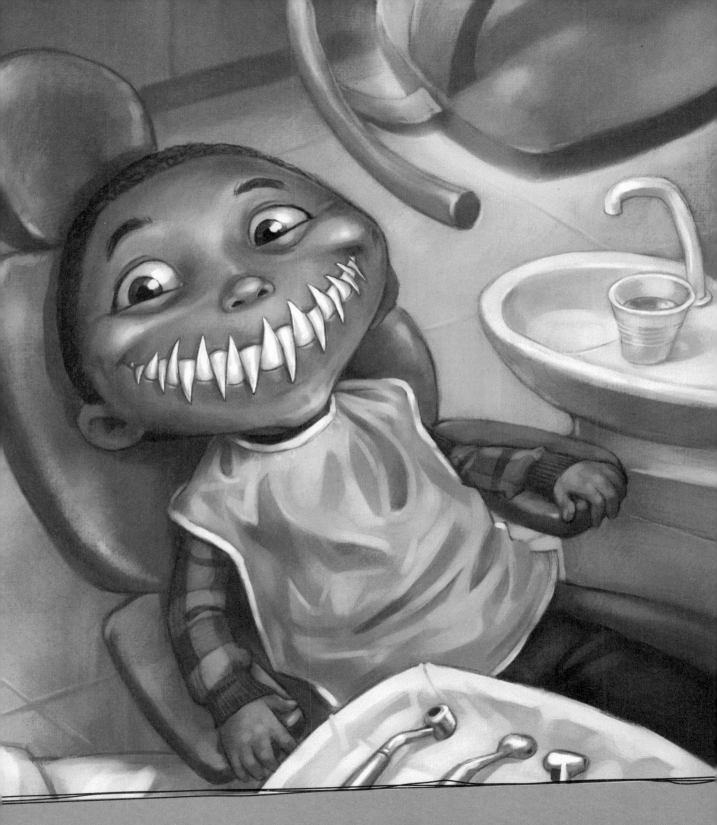

如果你长了一副鳄鱼的牙齿，那么就算你闭上嘴巴，它们也会露在外面。这样，你去看牙医时就不用张大嘴巴喊"啊——"了，拍照时也不用喊"茄子"了！

骆驼

年轻的骆驼长着又长又结实的门牙，非常锋利，用来嚼碎硬而多刺的沙漠植物正合适。

驼秘密

骆驼宝宝出生 14 天后，就会长出门牙。和你一样，骆驼也会换一次牙。当骆驼长到 5 岁时，它们就会长出恒牙。

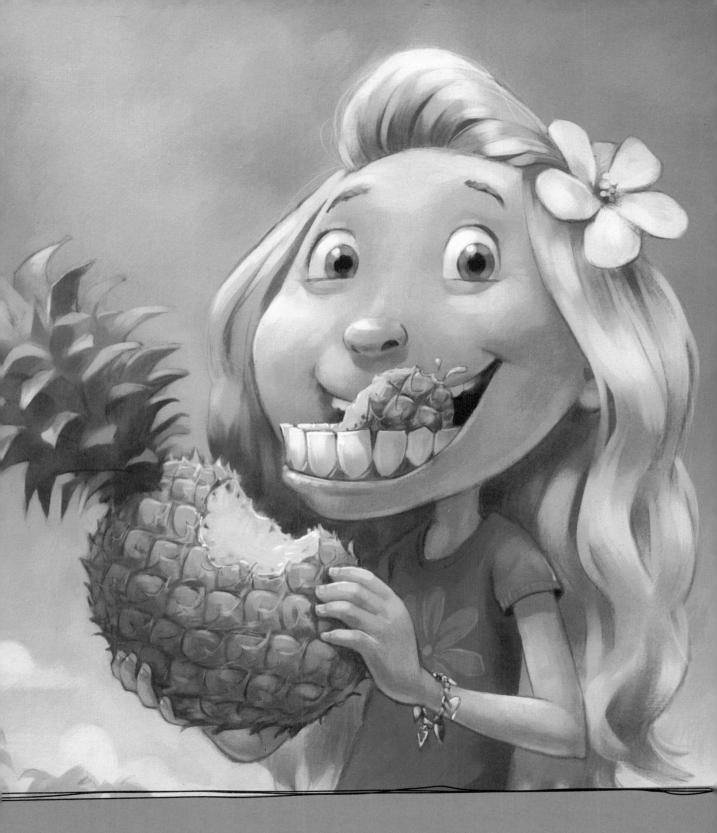

　　如果你长了一副骆驼的牙齿，并且像骆驼一样，一整天都在啃硬邦邦的食物，那么当你长大成人的时候，你的门牙就会被磨得光秃秃啦。

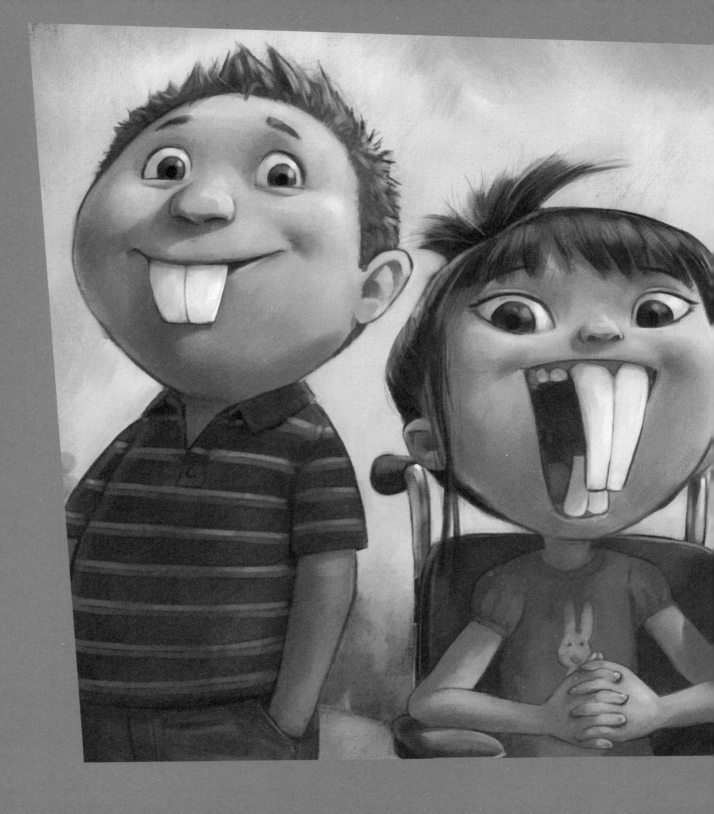

拥有一副动物的牙齿，也许起初感觉还不错。不过，你并不需要用你的牙齿来啃倒大树，或者吓跑敌人，也不需要用牙齿挖掘地道，

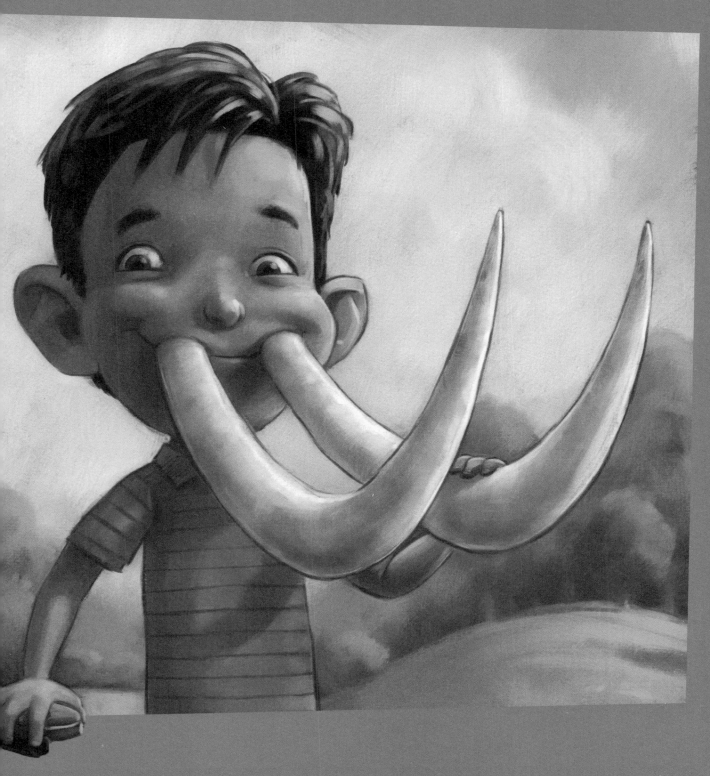

或者咬碎硬邦邦的食物，更不需要用它们搬起汽车————哪怕是为了好玩。所以，你要选择哪种动物的门牙呢？

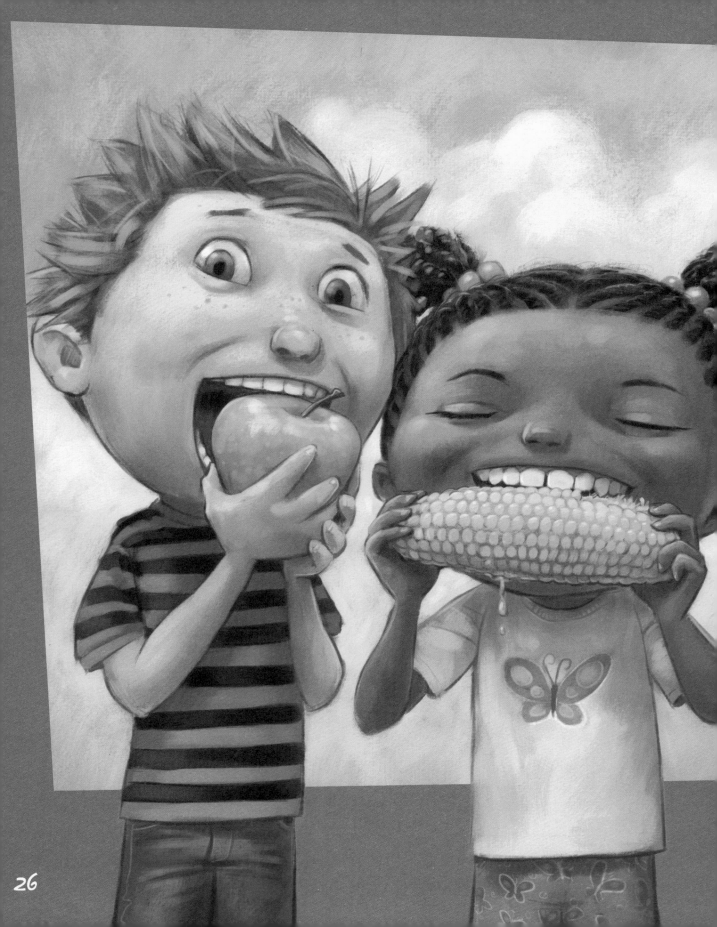

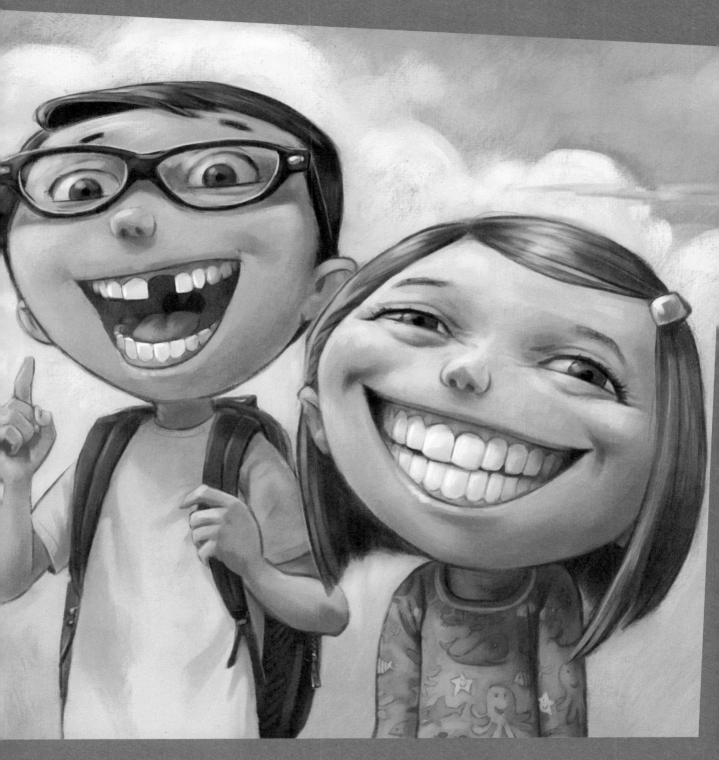

　　幸运的是，你并不需要做出选择。当你的牙齿脱落后，长出的依旧是人类的牙齿。你可以用它们来啃苹果、胡萝卜和玉米，用它们来谈话聊天，更棒的是，还能用它们来绽放微笑。

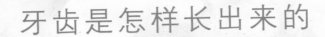

牙齿是怎样长出来的

　　在你出生之时，你的恒牙就开始生长了。甚至当你的乳牙准备萌出时，它们也在生长着。

　　所有新的、正在生长的牙齿都叫作牙胚。

　　牙冠，也就是牙齿的顶部，是最先形成的。接着，牙根开始生长，并将牙齿推出牙龈外。

　　当恒牙开始萌出牙龈外时，乳牙的牙根就会松动、脱落，接着乳牙就会掉下来。代替乳牙的，就是恒牙。

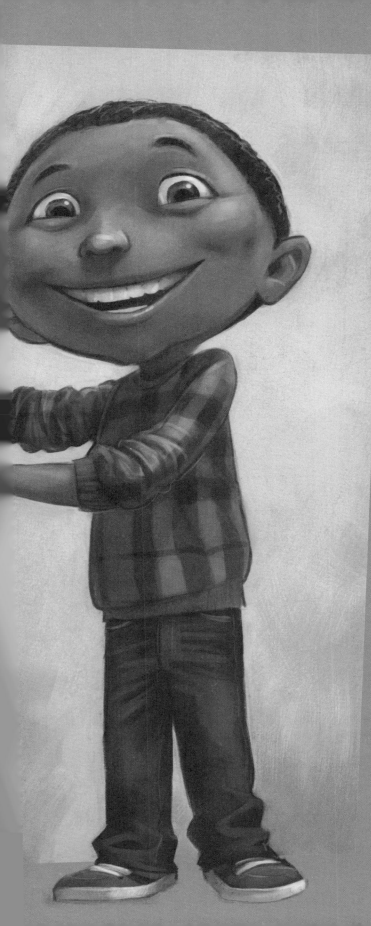

保护牙齿

除了两颗门牙以外，你还有三十颗左右的恒牙。不过，恒牙只有一副，它们会陪伴你一生。所以，每天要做到至少早晚各刷一次牙，并且要定期用牙线清洁牙缝。少喝汽水，少吃甜食，这些会促进细菌生长，而细菌会破坏牙齿，引起蛀牙。

医学研究表明，牙齿健康和全身健康之间的关系十分密切。所以，一定要好好照顾你的牙齿，永远保持美丽的微笑。

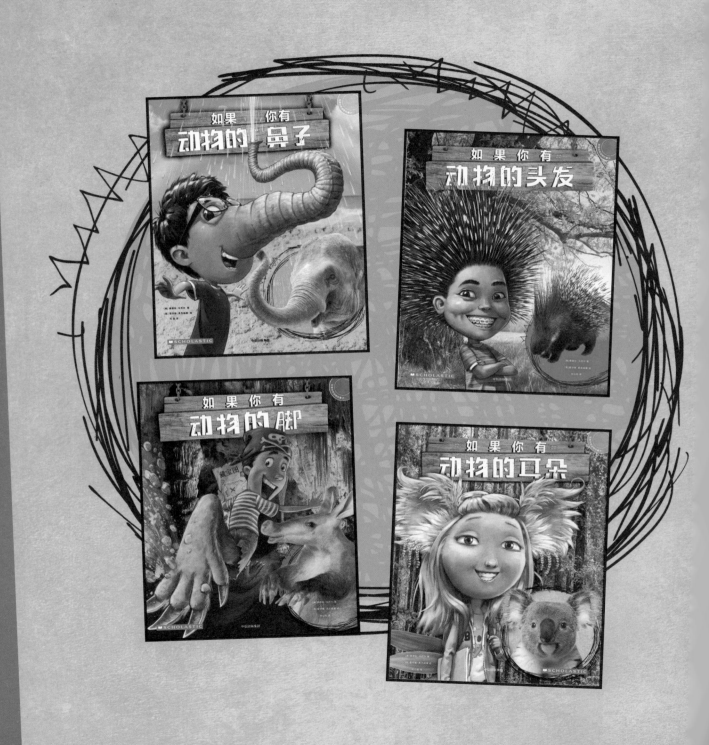